Durgesh Nandini Chauhan

Otimização e avaliação de um organogel

Durgesh Nandini Chauhan

Otimização e avaliação de um organogel

Formulação do cloridrato de oxitetraciclina

ScienciaScripts

Imprint

Any brand names and product names mentioned in this book are subject to trademark, brand or patent protection and are trademarks or registered trademarks of their respective holders. The use of brand names, product names, common names, trade names, product descriptions etc. even without a particular marking in this work is in no way to be construed to mean that such names may be regarded as unrestricted in respect of trademark and brand protection legislation and could thus be used by anyone.

Cover image: www.ingimage.com

This book is a translation from the original published under ISBN 978-3-659-17660-9.

Publisher:
Sciencia Scripts
is a trademark of
Dodo Books Indian Ocean Ltd. and OmniScriptum S.R.L publishing group

120 High Road, East Finchley, London, N2 9ED, United Kingdom
Str. Armeneasca 28/1, office 1, Chisinau MD-2012, Republic of Moldova, Europe
Printed at: see last page
ISBN: 978-620-8-05155-6

Índice:

Capítulo 1   5

Capítulo 2   35

OPTIMIZAÇÃO E AVALIAÇÃO DE UM FORMULAÇÃO ORGANOGEL DE CLORIDRATO DE OXITETRACICLINA

Sra. Durgesh Nandini Chauhan

Sra. Durgesh Nandini Chauhan
Professor assistente,
Instituto de Ciências Farmacêuticas de Sagar, Sagar M.P. Índia
Telefone:+919424334401
Correio eletrónico: pharmanandini@gmail.com

Resumo

O objetivo da conceção de uma formulação organogel de oxitetraciclina HCl (OTH) é ultrapassar a limitação da instabilidade aquosa da OTH e a degradação do fármaco na presença de meios aquosos. A formulação tópica de OTH penetra na pele o suficiente para produzir um efeito terapêutico. O estudo mostrou que a formação e as propriedades do organogel são significativamente alteradas pela concentração do gelificante e dos aditivos. A taxa de difusão do fármaco pode ser aumentada através de um veículo adequado e de um potenciador de penetração. Aplicando um desenho fatorial, os resultados mostraram que, com uma concentração baixa de monosterato de sorbitão e uma concentração alta de óleo de eucalipto, a percentagem de libertação do fármaco e o fluxo foram mais elevados, ao passo que, com uma concentração alta de monosterato de sorbitão e uma concentração baixa de óleo de eucalipto, a libertação do fármaco e o fluxo foram mais baixos. O miristato de isopropilo (MIP) e o azeite de oliveira com um potenciador de penetração comum, ou seja, o óleo de eucalipto, a formulação que contém MIP apresentou uma libertação de fármaco e um fluxo mais rápidos do que a formulação com azeite de oliveira. O fluxo máximo foi alcançado pela formulação com MIP, ao passo que o fluxo da formulação com azeite de oliva. Por conseguinte, o óleo de eucalipto actua como potenciador potente para ambos os tipos de organogel, mas observa-se um melhor reforço com o MIP, o que sugere uma ação de reforço sinérgica. Foi demonstrado que o organogel aplicado topicamente aumenta significativamente a absorção cutânea dos fármacos. O veículo actua como potenciador da penetração, dependendo dos constituintes do óleo/surfactante, o que implica o risco de reduzir a irritação local. A formulação de organogel de OTH provou ser um protetor eficaz dos fármacos contra danos ambientais, como a degradação oxidativa e a hidrólise, num ambiente de pH adequado.

Palavras-chave: potenciadores de penetração, organogel, oxitetraciclina, conceção fatorial

CAPÍTULO 1
INTRODUÇÃO

1.1 INTRODUÇÃO GERAL

A administração tópica de medicamentos para terapia sistémica tem atraído muita atenção. A administração de medicamentos através da pele para efeitos sistémicos pode ter várias vantagens em relação aos métodos orais convencionais e a outros métodos invasivos de administração de medicamentos (Verma et al, 2001). É aplicada uma miríade de produtos medicamentosos na pele ou nas membranas mucosas facilmente acessíveis que, de alguma forma, aumentam ou restauram uma função fundamental da pele ou modulam farmacologicamente uma ação nos tecidos subjacentes. Tais produtos são referidos como produtos tópicos ou dermatológicos. Um sistema de administração tópica é um sistema que é aplicado diretamente em qualquer superfície externa do corpo por indução (espalhando a fórmula com os dedos e esfregando-a), por pulverização ou pulverização do pó, ou por instilação (como com um conta-gotas). Assim, o termo tópico é utilizado para a aplicação na superfície do olho (córnea e membrana conjuntival), no ouvido externo, na mucosa nasal ou no revestimento da boca (mucosa bucal) ou mesmo no reto, na vagina ou no revestimento da uretra (G.S.Banker et al, 1996). Mas o produto dermatológico tópico foi concebido para administrar o fármaco na pele no tratamento de doenças dérmicas, tendo a pele como órgão-alvo (Ansel et al, 1999). O objetivo desta forma de dosagem tópica é administrar convenientemente o medicamento numa área localizada da pele (Osborne et al, 1990). A administração tópica de fármacos, de modo a obter uma administração cutânea e percutânea óptima, ganhou recentemente importância devido a várias vantagens.

1.1.1. VANTAGENS DA ADMINISTRAÇÃO TÓPICA DE MEDICAMENTOS

1. Podem evitar dificuldades de absorção gastrointestinal de medicamentos causadas pelo

pH gastrointestinal, pela atividade enzimática e pela interação dos medicamentos com alimentos e bebidas.

2. Podem substituir a administração oral de medicamentos quando essa via não é adequada.

3. Evitam o efeito de primeira passagem, ou seja, a passagem inicial de uma substância medicamentosa através da circulação sistémica e portal após a absorção gastrointestinal, possivelmente evitando a desativação por enzimas digestivas e hepáticas.

4. Não são invasivos e têm conformidade com os pacientes.

1.1.2. DESVANTAGENS DA ADMINISTRAÇÃO TÓPICA DE MEDICAMENTOS:

1 Nem todos os fármacos são adequados para este tipo de sistema de distribuição, devido à grande diversidade de solubilidade no componente do veículo e à vasta gama de fluxos cutâneos.

2 . As propriedades de barreira da pele e o tamanho da dose são factores que podem limitar eficazmente esta via de administração a uma pequena população de fármacos.

3 . Vários factores que afectam a pele, como a idade e a condição física, podem alterar a fiabilidade da capacidade do sistema para administrar medicamentos

4 Os medicamentos são degradados por enzimas presentes na pele (Ansel et al, 1999).

1.1.3. GEL

O termo "gel" foi introduzido no final de 1800 para designar alguns materiais semi-sólidos de acordo com critérios farmacológicos e não moleculares. A USP define os géis como um sistema semi-sólido constituído por uma dispersão de pequenas partículas inorgânicas ou de grandes moléculas orgânicas envolvidas e interpenetradas por um líquido.

O gel também pode ser definido como um sistema semi-sólido no qual redes tridimensionais entrelaçadas de partículas ou macromoléculas solvatadas da fase dispersa restringem o movimento do meio dispersante. O gel em que as macromoléculas estão distribuídas de forma a não existirem fronteiras aparentes entre elas e o líquido é designado por gel monofásico. Quando a massa do gel consiste em flóculos de partículas pequenas e distintas, o gel é classificado como um sistema de duas fases. (Ansel et al, 1999).

O gel é uma classe relativamente recente de formas de dosagem criada pelo aprisionamento de grandes quantidades de líquido aquoso ou hidroalcoólico numa rede de partículas sólidas coloidais, que podem consistir em substâncias inorgânicas, como sais de alumínio ou polímeros orgânicos ou de origem sintética. Dependendo da natureza das substâncias coloidais e do líquido na formulação, o gel terá um aspeto que varia entre totalmente transparente e opaco. A maior parte dos géis tópicos são preparados com polímeros orgânicos, como os carbómeros, que conferem um aspeto esteticamente agradável, claro e brilhante aos produtos, e são lavados da pele com água.

O tipo de base utilizada na formulação de um produto dermatológico tópico influencia grandemente a sua eficácia. As bases que contêm grandes quantidades de substâncias oleaginosas proporcionam um efeito emoliente à pele seca e irritada. Mais importante ainda, as bases compostas por substâncias oleaginosas não voláteis (por exemplo, bases de hidrocarbonetos) podem formar uma barreira oclusiva na pele que impede a fuga de humidade da pele para o ambiente. Como resultado, a humidade acumula-se entre a pele e a camada de pomada, o que provoca a hidratação do estrato córneo. A hidratação do estrato córneo abre todos os canais e vias intra e intercelulares para facilitar a passagem das moléculas do fármaco. Além disso, a camada de humidade proporciona um meio para a dissolução do fármaco que, de outro modo, se encontra disperso como partículas finas na base da pomada. Uma vez que apenas o fármaco dissolvido apresentado à pele como uma entidade molecular individual é capaz de entrar no estrato córneo, a oclusão da pele resulta geralmente numa melhor absorção percutânea do fármaco.

(Mehta et al; 2004)

1.1.4. TIPOS DE FORMAS DE DOSAGEM TÓPICA:

1. Preparação de líquidos
2. Géis
3. Pós
4. Pomadas
5. Cremes
6. Colar
7. Aerossóis

Quadro 1.1 CLASSIFICAÇÃO DO GEL (Ansel et al, 1999)

CLASSE	DESCRIÇÃO	EXEMPLOS
Inorgânicos (hidrogel)	Sistema de duas fases	Alumínio hidrogel, magma de bentonite.

Orgânico (hidrogel)	Sistema monofásico	Carbapol, tragacanto.
Hidrogel	Hidrogel orgânico Goma natural e sintética. Hidrogel inorgânico.	Pasta de pectina. Geleia de tragacanto. Metilcelulose, CMC de sódio, Pluronic.
Organogel	Tipo de hidrocarboneto. Gorduras animais e vegetais. Gorduras à base de sabão. Organogel hidrofílico.	Óleo mineral de petróleo. Banha de porco, manteiga de cacau. Estearato de alumínio com óleo mineral pesado. Bases Carbowax.

1.1.5. VÁRIAS CARACTERÍSTICAS DO ORGANOGEL

Veículos-modelo: Permitem a incorporação de uma vasta gama de substâncias com caraterísticas físico-químicas diversas. (por exemplo: natureza química, solubilidade, peso molecular, peso, tamanho)

Vantagens do processo: A espontaneidade da formulação do organogel, em virtude do arranjo supramolecular das moléculas de surfactante, torna o processo muito simples e fácil de manusear.

Estabilidade estrutural / física: Sendo termodinamicamente estável, a integridade estrutural é mantida durante um período de tempo mais longo.

Estabilidade química: Insensíveis à humidade e sendo de carácter orgânico, também resistem à contaminação microbiana.

Potencial de administração tópica: Podem dividir-se eficazmente com a pele e, por conseguinte, aumentar a penetração cutânea e o transporte das moléculas.

Segurança: É seguro para aplicação a longo prazo (Kumar et al,2004).

Na conceção de uma formulação tópica, a presença da superfície da pele pode influenciar significativamente a administração de medicamentos tópicos. (Osborne et al, 1990)

1.1.6.A ESTRUTURA DA PELE

A pele é um órgão multicamadas composto, anatomicamente, por muitas camadas
histológicas.

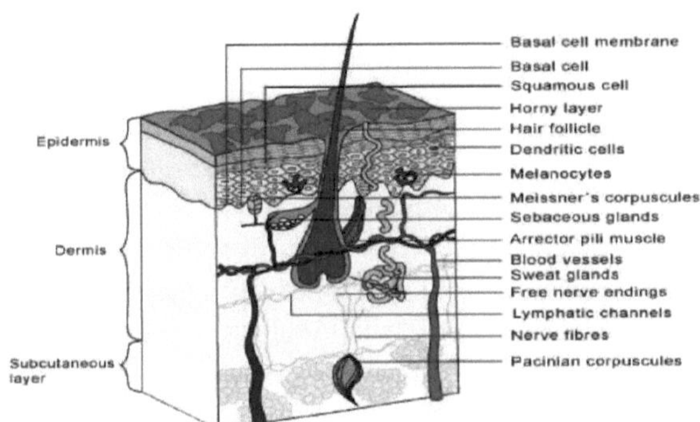

Figura 1.1: Estrutura da pele

1. Estrato córneo

A camada mais externa da pele representa o stratumcorneum ou camada córnea da pele;
o principal elemento da barreira de permeação da pele, é um tecido multicelular,
essencialmente metabolicamente inativo, composto por blocos de construção de células
hexagonais, agudamente achatadas e empilhadas, formadas a partir de uma célula viva.
Na maior parte do corpo, a espessura é de aproximadamente 1()ium e é um tecido denso,
com cerca de 1,4 g/cm3 no estado seco. As células que dão origem ao estrato córneo
originam-se exclusivamente na camada basal da epiderme. Por isso, esta camada é
frequentemente designada por camada germinativa (proliferativa). Trata-se de um
revestimento epidérmico denso, polifásico, constituído por células anteriores desidratadas
e internamente filamentosas, unidas por desmossomas, tonofibrilas e lípidos intersticiais.
Na sua superfície inferior, o estrato córneo está em contacto com a massa epidérmica viva
e, na sua outra superfície, com o ambiente.

2. epiderme viável

A epiderme viável faz uma interface plana com o estrato córneo. A sua interface com a
derme é papilosa - uma miríade de pequenas protuberâncias da epiderme encaixam-se com
uma reciprocidade exacta sobre as depressões e cristas dérmicas. São estes sulcos que
conferem à superfície de fricção do corpo um padrão distintivo. As principais células da
epiderme são os queratinócitos e as células de Langerhans que se encontram em intervalos
regulares na maior parte da massa epidérmica. As células de Langerhans funcionam como
células apresentadoras de antigénios nas respostas imunológicas da pele.

3. derme

A derme é uma região não descrita que se situa entre a epiderme e a região adiposa subcutânea. É constituída por uma rede de fibras estruturais, colagénio, retículo e elastina, preenchida por um gel mucopolissacarídico, denominado substância fundamental. A derme varia entre 1mm (1000gm) e 5mm de espessura. Encontram-se aqui numerosas células de fibroblastos que sintetizam as fibras estruturais.

3. sistema circulatório da pele

As artérias que entram na pele nascem de vasos mais substanciais localizados nos tecidos conjuntivos subcutâneos. Estas ramificações formam um plexo logo abaixo da derme. As ramificações desta rede subcutânea fornecem sangue diretamente aos folículos pilosos, aos apêndices glandulares e à gordura subcutânea. As ramificações deste plexo profundo para a parte superior da pele dividem-se novamente na derme inferior, formando um plexo subpapilar e subdérmico profundo. Aqui encontra-se uma malha densa e plana de capilares linfáticos. Estes vasos linfáticos passam para uma rede mais profunda no limite inferior da derme. O soro, os macrófagos e os linfócitos passam facilmente através das interfaces das redes linfáticas e vasculares da pele.

4. apêndices cutâneos

Os folículos pilosos e as glândulas sebáceas (pilossebáceas), as glândulas écrinas, as glândulas apócrinas e as placas ungueais que lhes estão associadas são designados por apêndices da pele. Os folículos pilosos encontram-se na pele em toda a parte, exceto nas plantas dos pés, nas palmas das mãos, na parte vermelha dos lábios e nos órgãos genitais externos. As glândulas apócrinas têm uma localização altamente regionalizada e encontram-se apenas nas axilas, na região anogenital.

1.1.7.FUNÇÃO DA PELE

1. Função mecânica

A derme fornece as propriedades mecânicas da pele, desempenhando a epiderme um papel menor. A fina camada córnea é bastante forte e depende, para a sua flexibilidade, de um equilíbrio correto entre lípidos, substâncias higroscópicas solúveis em água e, em particular, água.

2. Função protetora: a pele actua como

a)Barreira microbiológica...

b) Barreira química.

c) Barreira à radiação.

d) Barreira térmica e regulação da temperatura.

e)Barreira eléctrica.

a)Barreira microbiológica:

O estrato córneo constitui uma barreira microbiológica e um mecanismo de proteção.

b) Barreira química:

Uma função importante da pele é impedir a entrada de moléculas indesejadas do exterior, ao mesmo tempo que controla a perda de água, electrólitos e outros constituintes endógenos. A camada córnea é muito impermeável à maioria das substâncias químicas e, normalmente, contribui para o passo limitador da taxa de absorção transdérmica. A pele intacta é uma barricada muito eficaz porque a resistência à difusão da camada córnea é grande e a via de derivação apendicular permeável fornece apenas uma pequena área funcional.

c) Barreira contra radiações

Para a pele exposta à luz solar, a luz ultravioleta de 290-1100nm é a mais nociva. Reação aguda após a irradiação: Eritema, pigmentação e espessamento da epiderme. Barreira térmica e regulação da temperatura nas regiões axilares e do couro cabeludo do corpo. A compreensão do comportamento de transporte dos fármacos é vital para a conceção de produtos tópicos ou transdérmicos eficazes, bem como para a previsão e comparação razoáveis do comportamento dos fármacos em várias formulações.

Lei de Fick da difusão aplicada ao transporte de fármacos através do estrato córneo

$$\frac{dM}{dt} = \frac{D.\Delta C.K}{h}$$

Em que dM/dt é o fluxo em estado estacionário através do estrato córneo

D é o coeficiente de difusão ou difusividade das moléculas do fármaco.

AC é o gradiente de concentração do fármaco através do estrato córneo.

K é o coeficiente de partição do fármaco entre a pele e o meio de formulação.

h é a espessura do estrato córneo.

O evento que rege a adsorção percutânea de um fármaco após a aplicação de uma película fina de veículo é ilustrado na (Figura 1.4) duas vias de absorção principais são: a) a via transepidérmica, que envolve a difusão direta através do estrato córneo; b) a via transfolicular, para a qual a difusão é feita através do poro folicular.

O estrato córneo é tão fino na maior parte das zonas do corpo que não protege eficazmente os tecidos vivos subjacentes do frio e do calor extremos. Para perder calor, os vasos sanguíneos dilatam-se, as glândulas sudoríparas écrinas libertam a sua secreção salina diluída, a água evapora-se e a remoção do calor de vaporização arrefece o corpo.

d) Barreira eléctrica

Na pele seca, a resistência e a impedância são muito mais elevadas do que noutros tecidos biológicos (Banker et al, 1996).

5.1.8. ABSORÇÃO PERCUTÂNEA DE MEDICAMENTOS:

A absorção percutânea de moléculas de fármacos é de particular importância no caso dos sistemas de administração transdérmica de fármacos: o fármaco tem de ser absorvido numa extensão e velocidade adequadas para atingir e manter níveis terapêuticos uniformes e sistémicos durante todo o período de utilização. Em geral, uma vez que as moléculas de fármaco atravessam a barreira do estrato córneo, a passagem para as camadas mais profundas da pele é mais rápida.

As camadas dérmicas e a absorção sistémica ocorrem de forma relativamente rápida e fácil. Geralmente, a absorção do fármaco na pele ocorre por difusão passiva. A taxa de transporte do fármaco através do estrato córneo segue a lei de Fick da difusão. Por outras palavras, a taxa de transporte do fármaco depende não só da sua solubilidade aquosa, mas também é diretamente proporcional ao seu coeficiente de partição óleo/água, à sua concentração no veículo da formulação e à área de superfície da pele a que está exposto; é inversamente proporcional à espessura do estrato córneo. O estrato córneo é mais espesso na região plantar (plantas dos pés) e palmar e mais fino na região pós-auricular,

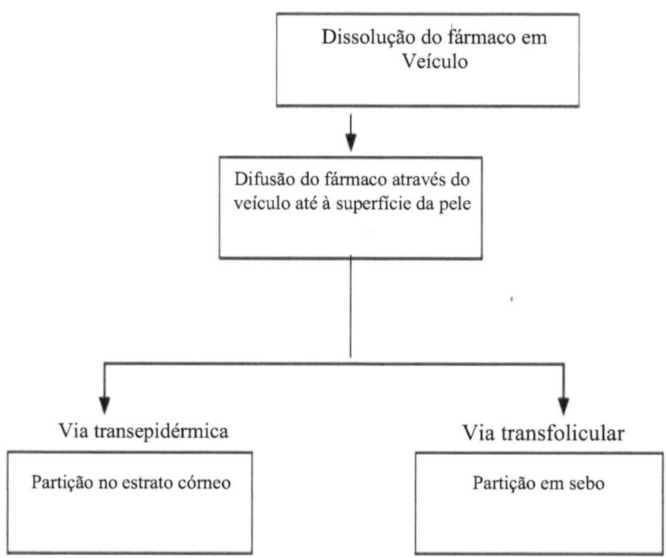

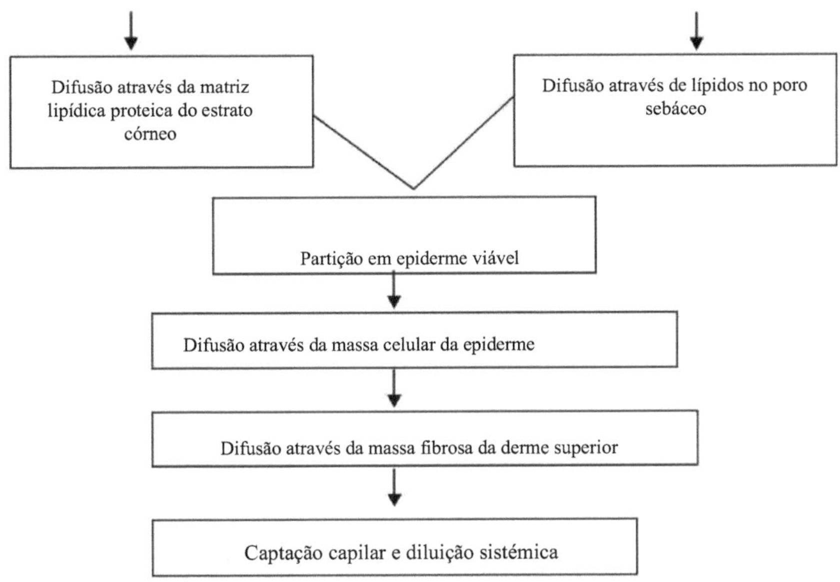

Figura 1.2 Evento que rege a absorção percutânea de medicamentos

Tabela 1.2. REVISÃO DA LITERATURA

DROGA	EXCIPIENTES	FORMA DE DOSAGEM	MÉTODO	OBSERVAÇÃO/CONCLUSÃO	REFERÊNCIAS
1. Secnidazol	Carbapol-940, Trietanolamina, Miristato de Isopropilo.	**Gel**	Método de dispersão	Pode concluir-se que a formulação de gel de Secnidazol com a Os parâmetros físico-químicos e as caraterísticas de permeabilidade desejáveis podem ser desenvolvidos alterando a concentração de carbapol e a concentração de MIP.	S.K.Sahoo et al; 2006.
2. valdicoxib	HP-P- Ciclodextrina, Ácido oleico, Propilenoglicol, Tween-80, Carbapol-934P.	**Gel**	Método de dispersão	Foi desenvolvido com sucesso um gel à base de microemulsão de valdecoxib pouco solúvel em água com taxas de libertação in vitro comparáveis às da formulação comercializada.	D.V.Derle et al; 2006.

3. cloridrato de lincomicina.	Carbopol- 940, trietanol amina, miristato de isopropilo , sulfóxido de dimetilo.	Gel	Método de dispersão	Uma formulação contendo 1,5% de carbopol com 10% de miristato de isopropilo mostrou uma melhor permeação cutânea *invitro* através da pele abdominal do rato e foi considerada a melhor.	L. Panigrahi et al; 2006.
4. Meloxicam	PEG-8 glicéridos caprílico/cáprico, éter mono etílico de dietilenoglicol, isopropilo miristato, ácido oleico, oleato de etilo, trioleato de polioxietileno sorbitano, Tween 20, Tween 80, span 80, tritonX-100.	Microemulsão	Método de fusão	A formulação óptima com a mais elevada taxa de permeação cutânea (5,40mcg/cm2/h) consistia em .375% de meloxicam, 5% de IPM, 50% de Tween85/etanol (1:1) e água.	Y.Yuan et al; 2006.

5. Tretinoína	Carbopol- 934, polioxietileno 23-éter laurílico, tetraetilenoglicol (TEG), dietilenoglicol (DEG), acetonitrilo, álcool anidro.	**Gel**	Método de dispersão	O gel de carbopol de tretinoína contendo um potenciador pode ser desenvolvido para melhorar a administração transdérmica do fármaco.	S.Chul Shin et al; 2005.
6. cettorolac trometamina	Lecitina de soja, miristato de isopropilo.	Gel	Método de dispersão	Este sistema pode ser considerado como um veículo de administração de fármacos solúvel em água desejável e capaz de proporcionar uma libertação adequada do fármaco.	A.A.Nasseri et al; 2005.
7. Gatifloxacina	Carbopol 934P, alginato de sódio, HPMC, glicerina.	**Gel**	Método de dispersão	A gatifloxacina a 1% w/w formulada como gel tópico com HPMC como gel foi demonstrada uma boa atividade antimicrobiana e de cicatrização de feridas.	M.A.Saleem et al; 2005.
8.cloridrato de propranolol.	Monoestearato de sorbitano, miristato de isopropilo,	Organogel	Método de fusão	O efeito retardador da libertação do cloridrato de propanolol	V.B.Shelke et al; 2005.

	Parafina líquida, óleo de semente de algodão, óleo de seasame, etanol, PEG-400.			através da mucosa nasal de ovelhas foi observado com a ordem deTween 20< Tween<60<Tween80.	
9. tenoxicam	Carbopol-940, polietilenoglicol- 6000, polietileno glicol-200, trietanolamina, ortofosfato de potássio, metilparabeno, propilparabeno parabeno.	Gel	Método a frio	O gel formulado de tenoxicam mostrou um padrão de libertação mais elevado em comparação com o gel convencional.	G.D Gupta et al; 2005
10. Insulina	Carbopol 934P, hidroxipropilmetilceluloseK4 M , Desoxicolato de sódio.	**Gel**	Método de dispersão	Este estudo demonstra ainda que a administração intranasal da forma de gel é uma alternativa agradável e indolor à insulina injetável.	R.D.Souzaq et al; 2005.
11.Lidocaína HCl	Carbopol 934P, polivinilpirrolidona K-90, polietilenoglicol-400, polietilenoglicol 4000.	Gel	Método de dispersão	A combinação de carbopol e polivinilpirrolidona com propriedades físicas complementares resultou numa **administração** prolongada de medicamentos por via bucal.	Y.T.F.Tan et al; 2005.

12. haloperidol	Ácido DL-lático, solução antibiótica antimicótica (100X), PG e farnesol.	Gel	Método de fusão	A coexistência do gelificante ou do potenciador aumentou o tempo de desfasamento mais do que quando utilizados separadamente. O novo gel SMGA é adequado para administração tópica ou transdérmica.	L.Kang. et al; 2005.
13. Spantide II	Ácido trifluoroacético, n-metil-2-pirrolidona, hidroxipropilcelulose, pluronic F127, etanol, metanol, acetonitrilo.	Gel	Método de dispersão	O Spantide II foi estável como formulação tópica e entrega aos tecidos cutâneos alvo para o tratamento da dermatite de contacto aguda.	L. Kikwali et al; 2005.
14. Rofecoxib	Propilenoglicol, ftalato de dietilo, HPMC.	Organogel	Método de fusão	Foi concebida uma formulação eficaz de rafecoxib com 2% de HPMC que era simultaneamente elegante e estável.	M. Nappinai et al; 2005.
15. clorfeno sin	Carbopol 934, HPMC, Tween-20,	Emulgel	Método de dispersão	Clorofenesina emulgel formulação com fase oleosa em	M.I.Mohame d et al; 2004.

	span-20, metil e propil parabeno, parafina líquida leve, propilenoglicol, trietanol amina e álcool etílico.			no seu nível baixo e o agente emulsionante no seu nível alto mostraram a maior libertação de fármaco e atividade antifúngica.	
16.Diclofenac dietilamónio	Monoestearato de sorbitano, ácido sórbico, tween 20, miristato de isopropilo, sorbato de potássio.	Organogel	Método de fusão	A formulação pode ser utilizada como um veículo eficaz para a administração tópica de dietilamónio para aumentar a sua concentração no local desejado.	V.Wanjari et al; 2004.
17. fluconazol	Parafina dura, cera de abelha, álcool cetoestearílico, parafina mole branca, polietilenoglicol-4000, polietilenoglicol-2000, polietileno, tween-80, álcool cetílico, parafina mole amarela, ácido esteárico, glicerina, metilparabeno, span-80, alginato de sódio, gluconato de cálcio.	Pomada	Método de fusão	A pomada preparada com uma base solúvel em água sem tensioativo e uma base de absorção apresentou os resultados desejados e apresentou um melhor padrão de libertação.	K. Kavitha et al; 2003.

18. cloridrato de propranolol	Lecitina de ovo, cloreto de palmitoil / estearoil.	Gel	Método de dispersão	O novo farmacogel de cloridrato de propranolol proporciona uma elevada permeação transdérmica com muitas variáveis para regular a administração.	N.K.Jain et al; 2002.
19. nimesulida	Acrypol 940P, etanol, propilenoglicol.	Emulgel	Método de dispersão	O emulgel exibiu uma melhor atividade anti-inflamatória em comparação com outro gel aquoso transparente de nimesulida.	D.P.Gondali ya et al; 2002.
20. Indometacina	Carbopol 974P, Hidroxipropilmetilcelulose.	Gel	Método de dispersão	A formulação da indometacina como sistema de administração ocular gelificante é um excelente candidato.	M.T.Kumar. et al, 2001.
21.Flurbiprofe n	Acetato de celulose, acetona, ftalato de dibutilo.	Pomada	Método de fusão	A película de acetato de celulose formulada foi considerada adequada como membrana de diálise. A libertação do fármaco foi considerada linear, indicando uma libertação baixa e controlada do fármaco	P.R.P.Verma et al; 2001.

22. cloridrato de nicardipina, hidrocortisona, carbamazepina, tamoxifeno.	Fenchona, timol, D-Limoneno, L.nerolidol, fosfato de potássio monobásico, mina de trietanol, acetonitrilo, metanol, etanol, hidroxipropilcelulose, glicerol.	Gel	Método de dispersão	O potenciador de terpenos tem um efeito significativo na permeação percutânea do fármaco modelo. O nerolidiol proporcionou o maior fluxo do fármaco modelo avaliado.	A.F.EL Kattan et al ; 2001.
23. Peroxicam	HPMC, éter poli-oxietileno-23-0laurílico, poli éter oxietileno-2-oleílico e éter polioxietileno-2-estearílico.	Gel	Método a frio	A pele pré-tratada com gel de polaxamer 407 contendo vários tensioactivos apresentou um estrato córneo pouco estratificado e um amplo espaço intercelular.	S.Hulshin et al; 2001.
24.Deoxychola te	Na DOC, sorbitol, xilitol, glicerol e rutina, manitol, HEC, hidróxido de sódio.	Gel	Método de dispersão	O gel de Na DOC pode ser considerado um sistema de transporte alternativo promissor para utilização tópica em produtos farmacêuticos e cosméticos.	C. Valenta et al; 1999.

25. peroxicam	Carbopol-940, trietanolamina, propilenoglicol, ácido oleico, álcool oleílico, miristato de isopropilo, butil-hidroxitolueno, ureia, ácido linoleico, DMSO.	Gel	Método de dispersão	Verificou-se que o ácido oleico é o potenciador mais eficaz do piroxicam, seguido do ácido linoleico. Com 5% de ácido oleico, os valores do fluxo de piroxicam aumentaram 8-9 vezes em comparação com o gel de controlo.	S.Santoyo et al; 1994.
26. escopolamina e, broxaterol	Lecitina de soja, palmitato de isopropilo, cicloctano4-(2-hidroxi etilo) ácido piperazina-1-etano sulfónico (HEPES), polietilenoglicol 4000 (PEG 4000), diacetato de 0-estradiol, 17-valerato de 0-estradiol, 17enantato de P-estradiol e 17-cipionato de P-estradiol, acetonitrilo.	Organogel	Método de fusão	Os resultados mostraram que o transporte transdérmico é bem sucedido com aminoácidos e péptidos, pelo que se conclui que o gel de lecitina pode ser um veículo suficiente para o transporte transdérmico de vários medicamentos.	H.Williaman n et al; 1991.

27. indometacina	Azona, álcool, petrolato branco.	Pomada	Método de fusão	Foi estabelecida uma relação parabólica entre o aumento e o número de átomos de carbono dos álcoois, com o tridecanol a mostrar o efeito máximo.	N. Tsuzuki et al; 1988.

1.2.INVESTIGAÇÃO PREVISTA

1.2 .1.OBJECTIVO DA CONCEPÇÃO DE UMA FORMULAÇÃO DE ORGANOGEL:

O objetivo da conceção de uma formulação organogel de oxitetraciclina HCl é ultrapassar a limitação da instabilidade aquosa da oxitetraciclina HCl e a degradação do fármaco na presença de meios aquosos. A formulação tópica da oxitetraciclina HCl penetra na pele o suficiente para produzir um efeito terapêutico. Na formulação de organogel, utiliza-se solvente orgânico como veículo de administração, que tem uma elevada capacidade de solubilização de fármacos hidrofílicos e hidrofóbicos, é termodinamicamente estável, é fácil de formar e é relativamente mais barato de preparar. Foi demonstrado que o organogel aplicado topicamente aumenta significativamente a absorção cutânea dos fármacos. O veículo actua como potenciador da penetração, dependendo dos constituintes do óleo/surfactante, o que implica o risco de reduzir a irritação local. A formulação em organogel do cloridrato de oxitetraciclina demonstrou ser um protetor eficaz contra os danos ambientais, como a degradação oxidativa e a hidrólise, num ambiente de pH adequado.

1.2.2. SELECÇÃO DO CANDIDATO A MEDICAMENTO:

Oxytetracycline HCl é um medicamento antibacteriano. É utilizado no tratamento do acne, da vulgaridade e da dermatite. A biodisponibilidade oral do fármaco é intermédia, ou seja, 60%, e é rapidamente excretado por via renal. O fármaco apresenta muitos efeitos secundários, como dores epigástricas, náuseas, vómitos, diarreia, hipersensibilidade e descoloração dos dentes. Para reduzir esses efeitos secundários e aumentar a biodisponibilidade do fármaco, é preparada uma formulação tópica. A oxitetraciclina HCl é menos estável em meios aquosos, pelo que foi necessário tentar uma formulação que incluísse componentes não aquosos.

A via de degradação da oxitetraciclina ocorre através de reacções de hidrólise. A oxitetraciclina HCl forma-se, o que é uma reação reversível. Após hidrólise posterior, a epioxitetraciclina e a oxitetraciclina formam anidrooxitetraciclina e epianidrooxitetraciclina, que são produtos de degradação.

OXYTETRACYCLINE
EPIOXYTETRACYCLINE

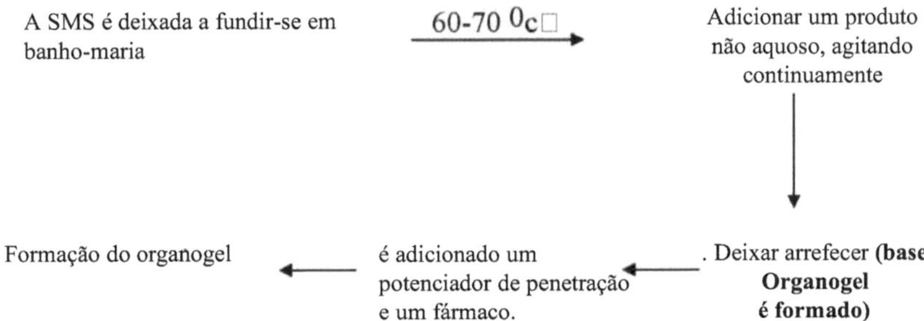

ANIDROOXITETRACICLINA
EPIANIDROOXITETRACICLINA

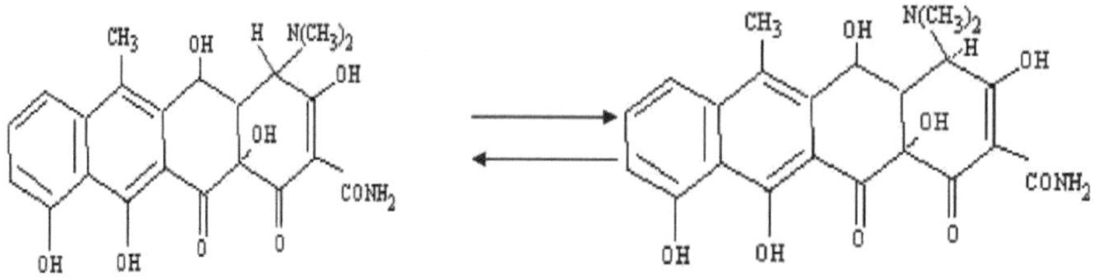

Figura 1.2.1 Via de degradação da oxitetraciclina.

1.2.3.MÉTODO (Pisa et al , 2004)

As formulações de organogel foram preparadas utilizando solvente orgânico como veículo e monoestearato de sorbitano como gelificante. Foram preparados dois organogéis diferentes utilizando miristato de isopropilo e azeite como fase não aquosa. O fármaco foi incorporado numa concentração de 3%w/w.

A base organogel foi preparada de forma semelhante, mas não continha o fármaco nem o intensificador de penetração.

1.3.perfil farmacológico do cloridrato de oxitetraciclina

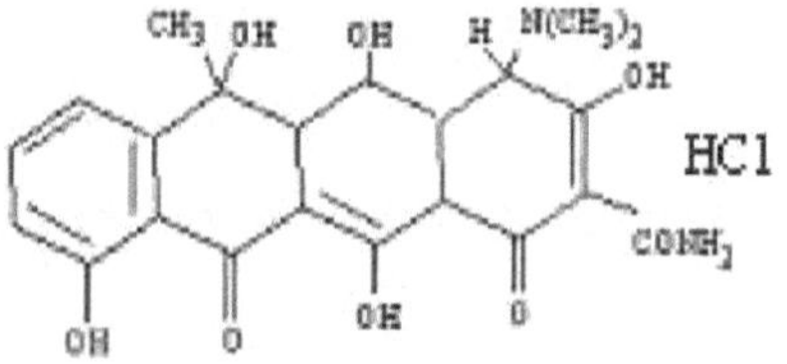

PESO MOLECULAR :	496.90
CATEGORIA :	Antibacteriano
DENOMINAÇÃO IUPAC :	Cloridrato de (4s,4aR,5s, 5aR,6s, 12s)-4-dimetilamino- 1,4,4a,5,5a,6,11 e 12a,octa-hidro- 3,5,6,10,12,12a,hexa-hidroxi-6-metil- 1,11,dioxonaptaceno-2-carboxamida
DOSE :	Por via oral, 250-500 mg de 6 em 6 horas. Por injeção intramuscular 1-2g por dia. Aplicar topicamente 30mg/g sobre a zona afetada 2 a 3 vezes por dia.

DESCRIÇÃO :	Pó cristalino amarelo pálido a bronzeado, inodoro, que escurece com a exposição à luz solar forte.
SOLUBILIDADE:	Muito solúvel em água, a solução torna-se turva ao repousar devido à libertação da base de oxitetraciclina; moderadamente solúvel em etanol (95%), praticamente insolúvel em clorofórmio e em éter.

FARMACOCINÉTICA:

Absorção intestinal:	Intermédio.
Ligação às proteínas plasmáticas:	Baixo.
Eliminação:	Excreção renal rápida.
Plasma t1/2 :	6 horas.
Cmax:	4 -6 mcg/ml
Biodisponibilidade oral	60-80%

EFEITO ADVERSO:

1. O efeito irritante provoca dores epigástricas, náuseas, vómitos e diarreia.
2. Hipersensibilidade
3. Descoloração dos dentes.

Formulação comercializada

Nome da marca	Empresa	Formulação
Terramicina -E-Oint	Pfizer	Pomada
Injeção de oxitetraciclina	**Wockhardt**	Injetável

Oxytetracycline Cap	Pfizer	Oral

1.4 PERFIL DO EXCIPIENTE

1.4.1 MIRISTATO DE ISOPROPILO:

SINÓNIMOS : Crodamol IPM; Estol IPM; Éster isopropílico do ácido mirístico.

NOME QUÍMICO : Tetradeconoato de 1-metiletilo

FÓRMULA EMPÍRICA : $C_{17}H_{34}O_2$

PESO MOLECULAR : 270,5

FÓRMULA ESTRUTURAL :

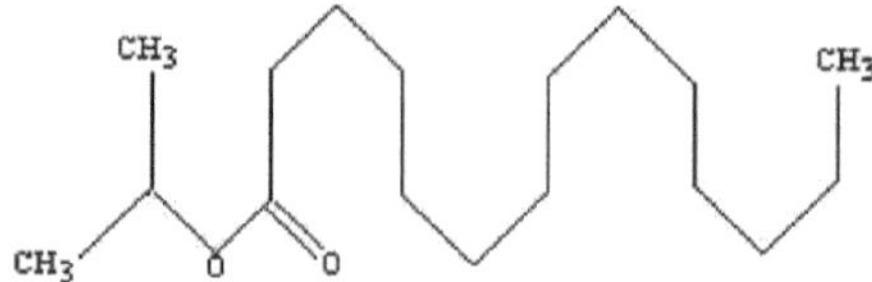

CATEGORIA FUNCIONAL : Emoliente, veículo oleaginoso, penetrante na pele, solvente.

DESCRIÇÃO : O miristato de isopropilo é um líquido límpido, incolor e praticamente inodoro de baixa viscosidade que congela a cerca de 5°C. É constituído por ésteres de propan-2-ol e ácidos gordos saturados de elevado peso molecular, principalmente ácido mirístico.

SOLUBILIDADE : Solúvel em acetona, clorofórmio, etanol (95%), acetato de etilo, gorduras, álcoois gordos, óleos fixos, hidrocarbonetos líquidos, tolueno e ceras. Dissolve muitas ceras, colesterol ou lanolina. Praticamente insolúvel em glicerina, glicóis e água.

VISCOSIDADE: 5-7 m Pascal a 25°C.

INCOMPATIBILIDADES: O contacto do miristato de isopropilo com a borracha provoca uma diminuição da viscosidade com inchaço concomitante e dissolução parcial da borracha; o contacto com plásticos, por exemplo, nylon e polietileno, provoca inchaço. É incompatível com parafina dura, produzindo uma mistura granular e com agentes oxidantes fortes.

APLICAÇÕES:

1) É utilizado como componente de bases semi-sólidas e como solvente para muitas substâncias aplicadas topicamente.

2) O miristato de isopropilo é utilizado como um potenciador de penetração para a formulação transdérmica.

3) Foi utilizado numa emulsão de libertação prolongada em gel de água e óleo e em

várias microemulsões em concentrações inferiores a 50%.

1.4.2 ÉSTER DE SORBITANO:

SINÔNIMOS: Monoestearato de sorbitano

NOME QUÍMICO: Mono-octadecanoato de sorbitano.

FÓRMULA EMPÍRICA: $C_{24}H_{46}O_6$

PESO MOLECULAR: 431,0

FÓRMULA ESTRUTURAL:

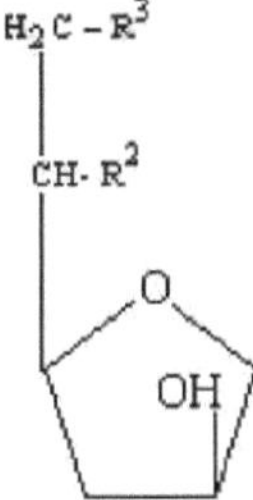

CATEGORIA FUNCIONAL: Agente emulsionante, tensioativo não iónico, agente solubilizante, agente molhante e dispersante/suspenso

DESCRIÇÃO: Os ésteres de sorbitano apresentam-se como um sólido cremoso com um odor e sabor caraterísticos.

SOLUBILIDADE: Os ésteres de sorbitano são geralmente solúveis ou dispersáveis em óleos; são também solúveis na maioria dos solventes orgânicos. Na água, embora insolúveis, são geralmente dispersáveis.

APLICAÇÕES:

1) Os ésteres de sorbitano são amplamente utilizados em cosméticos, produtos alimentares e formulações farmacêuticas como tensioactivos lipofílicos e não iónicos.

2) São principalmente utilizados em formulações farmacêuticas como agentes emulsionantes na preparação de cremes, emulsões e pomadas para todas as aplicações tópicas.

3) É estável sozinho em água, em emulsão de óleo e microemulsão e utilizado na concentração de 1-15%.

1.4.3. ÁLCOOL:

SINÔNIMOS: Álcool etílico; hidróxido de etilo NOME QUÍMICO: Etanol.

FÓRMULA EMPÍRICA: C2H6O.

PESO MOLECULAR: 46,07

FÓRMULA ESTRUTURAL:

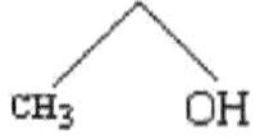

CATEGORIA FUNCIONAL: Conservantes antimicrobianos; desinfectantes; penetrante cutâneo; solvente

DESCRIÇÃO: O etanol é um líquido límpido, incolor, móvel e volátil, com um ligeiro odor caraterístico e um sabor a queimado.

SOLUBILIDADE: Miscível com clorofórmio, éter, glicerina e água.

VISCOSIDADE: 1,22 m pas a 20° C

Incompatibilidades: Em condições ácidas, as soluções de etanol podem reagir vigorosamente com materiais oxidantes. As misturas com álcalis podem escurecer devido a uma reação com quantidades residuais de aldeído. As soluções de etanol são também incompatíveis com recipientes de alumínio e podem interagir com alguns medicamentos.

APLICAÇÕES:

1) É utilizado como solvente ou como conservante antimicrobiano.

2) As soluções tópicas de etanol são também utilizadas como potenciadores da penetração.

3) É também utilizado em líquidos orais, como desinfetante e como solvente de soluções injectáveis.

1.4.4 PROPANOL

Sinónimos: Isopropanol

Nome químico: 1 Propanol
Fórmula empírica: C3H8O
Peso molecular: 60,1
Fórmula estrutural:
Categoria funcional: Desinfetante, solvente

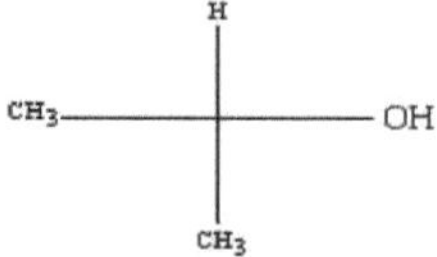

Descrição: O álcool isopropílico é um líquido límpido, incolor, móvel, volátil, inflamável, com um odor caraterístico, espirituoso, semelhante ao de uma mistura de etanol e acetona; tem um sabor ligeiramente amargo.

Solubilidade: Miscível com benzeno, clorofórmio, etanol (95%), éter, glicerina e água. Solúvel em acetona; insolúvel em soluções salinas.

Viscosidade: 2,43 m pas a 20°C

Incompatibilidades: Incompatível com agentes oxidantes como o peróxido de hidrogénio e o ácido nítrico, que provocam a decomposição.

APLICAÇÕES

1) O álcool isopropílico é utilizado em formulações cosméticas e farmacêuticas, principalmente como solvente em formulações tópicas.

2) O álcool isopropílico tem alguma atividade antimicrobiana e uma solução aquosa a 70% v/v é utilizada como desinfetante tópico.

3) É também utilizado para o tratamento de náuseas ou vómitos pós-operatórios.

1.4.5 . n-OCTANOL
SINÓNIMO: Álcool caprílico.
NOME QUÍMICO: 1-octanol.
FÓRMULA EMPÍRICA: C8H18O
MASSA MOLECULAR: 130,23g/mol
DENSIDADE: $0,824g/cm^2$

CHEMICAL STRUCTURE:

CATEGORIA: álcool gordo
DESCRIÇÃO: líquido límpido e inodoro, com um odor aromático penetrante.
SOLUBILIDADE: ligeiramente solúvel, 540 mg/ml, solúvel em água.
UTILIZAÇÕES: Pode ser utilizado como potenciador da penetração na formulação transdérmica.
1.4.6 PROPILENOGLICOL
SINónimos: 2-hidroxi propanol; metiletilenoglicol
NOME QUÍMICO: 1, 2-Propanodiol
FÓRMULA EMPÍRICA: C3H8O2
PESO MOLECULAR: 76,09
FÓRMULA ESTRUTURAL:

$$H - \underset{\underset{\displaystyle H}{|}}{\overset{\overset{\displaystyle H}{|}}{C}} - \underset{\underset{\displaystyle OH}{|}}{\overset{\overset{\displaystyle H}{|}}{C}} - \underset{\underset{\displaystyle H}{|}}{\overset{\overset{\displaystyle H}{|}}{C}} - OH$$

CATEGORIA FUNCIONAL: Conservantes antimicrobianos, desinfectantes; humectantes; plastificante, solvente; estabilizador para vitaminas; co-solvente miscível em água.

DESCRIÇÃO: O propilenoglicol é um líquido límpido, incolor, viscoso, praticamente inodoro, com um sabor doce e ligeiramente acre, semelhante ao da glicerina.

SOLUBILIDADE: Miscível com acetona, clorofórmio, etanol (95%), glicerina e água; solúvel em 1 em 6 partes de éter; não miscível com óleo mineral leve ou óleo fixo, mas dissolve alguns óleos essenciais.

VISCOSIDADE: 58,1 m pas a 20° C

INCOMPATIBILIDADES:

O propilenoglicol é incompatível com um reagente oxidante como o permanganato de potássio.

APLICAÇÕES

1) É utilizado como humectante, conservante e solvente ou co-solvente em formulações tópicas

2) É também utilizado na indústria cosmética e alimentar como veículo para emulsionantes e como veículo para aromas, de preferência ao etanol.

1.4.7 POLIETILENOGLICOL-400

SINÔNIMOS: Carbowax, Lutrol E; PEG

NOME QUÍMICO: a-Hidro-o-hidroxi poli (oxi-1, 2-etanodilil)

FÓRMULA EMPÍRICA: H $(OCH_2CH_2)_n$ OH

PESO MOLECULAR: 380 - 420
FÓRMULA ESTRUTURAL:

$$OH - \underset{\underset{\displaystyle H}{|}}{\overset{\overset{\displaystyle H}{|}}{C}} - (CH_2 - O - CH_2)_m - \underset{\underset{\displaystyle H}{|}}{\overset{\overset{\displaystyle H}{|}}{C}} - OH$$

CATEGORIA FUNCIONAL: Base de pomada, plastificante, solvente, base de supositório, lubrificante de comprimidos e cápsulas

DESCRIÇÃO: Apresenta-se sob a forma de líquidos viscosos límpidos, incolores ou ligeiramente amarelos. Têm um odor ligeiro mas caraterístico e um sabor amargo e ligeiramente ardente.

SOLUBILIDADE: O polietilenoglicol líquido é solúvel em acetona, álcoois, benzeno, glicerina e glicóis

VISCOSIDADE: 105-130 m pas

INCOMPATIBILIDADES: Pode ser incompatível com alguns corantes. A atividade antibacteriana de certos antibióticos é reduzida pelas bases PEG. A eficácia conservante do parabeno é também afetada pelo polietilenoglicol APLICAÇÕES

1) Os PEG são amplamente utilizados numa variedade de formulações farmacêuticas, incluindo preparações parentais, tópicas, oftálmicas, orais e rectais

2) Os PEG são solúveis em água e são facilmente removidos da pele por lavagem, o que os torna úteis como bases de pomadas.

3) O PEG aquoso pode ser utilizado como agente de suspensão ou para ajustar a viscosidade e a consistência de outros veículos de suspensão.

1.4.8 ÓLEO DE EUCALIPTO

FONTE BIOLÓGICA: E.polybractea, E.Smithic, E.globules, E. australiana.

DESCRIÇÃO: Trata-se de um líquido incolor ou amarelo-pálido.

Tem um odor aromático e canforado.

O seu teor de cineol não deve ser inferior a 70%.

CONSTITUINTES QUÍMICOS: O constituinte mais importante é o eucaliptol (cineol) presente nos glóbulos de E. até 70% do seu volume. É constituído principalmente por terpenos (cimeno).

UTILIZAÇÕES:

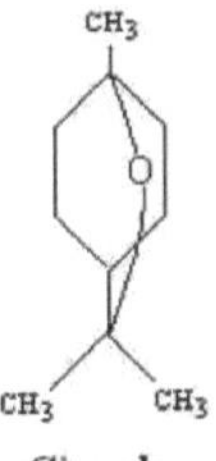

Cineole

É utilizado para aliviar os sintomas da infeção nasofaríngea, para tratar a tosse e como descongestionante.

É tomado internamente sob a forma de misturas, inalações, pastilhas e pastilhas e aplicado externamente sob a forma de pomadas e linimentos.

1.4.9 AZEITE DE OLIVA

SINÓNIMO: óleo de salada, óleo doce.

FONTE BIOLÓGICA: é obtido por expressão a frio a partir de frutos maduros de Olea europoea linn.

FAMÍLIA :Oleaceae.

DESCRIÇÃO: é um líquido amarelo pálido que, por vezes, apresenta uma tonalidade esverdeada, com um ligeiro odor e um sabor suave.

CONSTITUINTES QUÍMICOS: Os limites de P.B. do azeite são o ácido oleico (56-85%), o ácido linoleico (3,5-20,0%), o ácido palmítico (7,5-20%) e o ácido esteárico (0,5-5%). Existe também um limite de esteróis. Contém também álcool volátil (c_6) (hexanol, e-2-hexanol, 2-3 hexanol) (c_6), aldeído e éster acetilado.

$$CH_3(CH_2)_7 \qquad (CH_2)_7\,COOH$$

$$\begin{array}{c} \diagdown \qquad \diagup \\ C = C \\ \diagup \qquad \diagdown \\ H \qquad\qquad H \end{array}$$

Oleic acid

UTILIZAÇÕES: O azeite é utilizado em cosmetologia e na indústria farmacêutica pelas suas propriedades demulcentes e emolientes. É também utilizado na preparação de sabonetes e cremes faciais.

CAPÍTULO 2
TRABALHO EXPERIMENTAL

2.1. MATERIAL E MÉTODO
2.1.1 LISTA DE MATERIAIS

Sr.no.	Materiais	Fabricante
1.	Azeite	CDH Pvt.Ltd ,Nova Deli
2.	Óleo de eucalipto	CDH Pvt.Ltd ,Nova Deli
3.	1-Octanol	CDH Pvt.Ltd ,Nova Deli
4.	Propilenoglicol	Ranbaxy fine chemical Ltd, Nova Deli)
5.	Polietilenoglicol	Ranbaxy fine chemical Ltd, Nova Deli)
6.	n-Propanol	Ranbaxy fine chemical Ltd, Nova Deli)
7.	Etanol	Changshu yanguan chemical , China)
8.	Miristato de isopropilo	Qualikems fine chemical Pvt Ltd, Nova Deli)

9.	Monoestearato de sorbitano	CDH Pvt.Ltd, Bombaim.
10.	Cloreto de sódio	Qualigens produtos químicos finos, Mumbai
11.	Fosfato de sódio di-hidrato monobásico	Ranbaxy fine chemical Ltd, Nova Deli)
12.	Hidrogénio dissódico ortofosfato anidro	Qualigens produtos químicos finos, Mumbai
13.	HIMEDIA Diálise membrana-150	Hi Media Laboratories Pvt Ltd, Mumbai.

2.1.2 LISTA DOS EQUIPAMENTOS UTILIZADOS DURANTE O PROJECTO

Sr.no.	Equipamentos	Fabricante
1	Aparelho de ponto de fusão	Jindal, Ambala
2.	Agitador de vórtice	Hicon, Deli
3.	Balança digital	Sansui Japão
4.	Balança Shimadzu (AY -120)	Shimadzu Corporation Japão
5.	Agitador magnético com placa de aquecimento	Hicon, Deli

6.	Forno digital	Hicon, Deli
7.	Placa de aquecimento para laboratório	Hicon, Deli
8.	Medidor de pH	Hicon, Deli
9.	Célula de difusão de Franz	Modelo de laboratório fabricado
10.	Espectrofotómetro UV-1700	Shimadzu 1700, Japão
11.	Calorímetro diferencial de varrimento	Perkin Elmer
12.	Banho de água	Hicon, Deli
13.	Viscosímetro de campo Brooke	DV-II-PRO

2.2. MÉTODO

2.2.1 Teste de identificação do medicamento

2.2.1.1. DETERMINAÇÃO DO PONTO DE FUSÃO

O método de fusão capilar foi utilizado para determinar o ponto de fusão da oxitetraciclina HCl utilizando um aparelho de ponto de fusão. O ponto de fusão foi registado e comparado com o valor da literatura.

2.2.1.2. ESTUDO ESPECTROFOTOMÉTRICO

A solução de oxitetraciclina HCl (20mcg/ml) foi preparada em HCl 0,1N e o /max foi determinado por varrimento no espetrofotómetro UV. O /max digitalizado foi comparado com o valor da literatura (The United States Pharmacopoeia, 2004).

2.2.1.3. TESTE QUÍMICO

Adiciona-se 5 mg de fármaco a 20 ml de ácido sulfúrico, depois adiciona-se esta solução a 10 ml de água e observa-se a mudança de cor (Indian Pharmacopoeia, 1996).

2.2.2 CURVA DE CALIBRAÇÃO

2.2.2.1. PREPARAÇÃO DA PLANTA PADRÃO EM ETANOL: IPBS pH 7,4 (30:70)

Foi preparada uma solução-mãe de HCl de oxitetraciclina (100 mcg/ml), dissolvendo 10 mg de HCl de oxitetraciclina, pesada com exatidão, em 30 ml de etanol e o volume da solução foi completado até 100 ml com IPBS de pH 7,4. A alíquota da solução padrão é diluída com etanol: IPBS pH 7,4 (30:70) para obter uma gama de concentrações de 2,4,6,8,10 e 12 mcg/ml. Absorvância da solução padrão diluída

foram determinados por espetrofotómetro a uma velocidade de varrimento /máx, utilizando etanol: IPBS pH 7,4 (30:70) como branco e, em seguida, traçando o gráfico entre a absorvância e a concentração para obter a curva de calibração.

2.2.2.2. TESTE ESTÁTICO:

Os dados da(s) curva(s) de calibração foram submetidos a uma análise de regressão linear e a várias caraterísticas ópticas.

2.2.3 ESTUDO DE COMPATIBILIDADE DE EXCIPIENTES DE DROGAS Este espetro foi observados no espetrofotómetro FTIR Shimazdu (8400s). No presente estudo, foi utilizado o método do disco de brometo de potássio (pellet) e os espectros de IV obtidos foram analisados comparativamente com o espetro de referência do cloridrato de oxitetraciclina

(Indian Pharmacopoeia 1996)

2.3. PROCEDIMENTO EXPERIMENTAL

2.3.1 *Material* Os seguintes materiais foram utilizados neste estudo: Oxitetraciclina HCl (Siemen laboratories, Gurgoan, Índia); Miristato de isopropilo (Qualikems fine chemical Pvt ltd, Nova Deli); Azeite (CDH Pvt.Ltd, Nova Deli); Monoestearato de sorbitano (CDH Pvt. Ltd, Bombaim); Óleo de eucalipto (CDH Pvt. Ltd, Nova Deli); e membrana de diálise HIMEDIA-150 (Himedia Pvt Ltd, Mumbai).

2.3.2 *Método.* Formulações de organogel de HCl de oxitetraciclina

As formulações de organogel foram preparadas com monoestearato de sorbitano por aquecimento em banho-maria a 60C e, em seguida, adicionou-se a fase não aquosa (miristato de isopropilo ou azeite) com agitação contínua e deixou-se arrefecer à temperatura ambiente. Após o arrefecimento, foi adicionada uma quantidade específica de fármaco e de potenciador de penetração, ou seja, óleo de eucalipto, com agitação contínua (Figura 1).

2.4. DESENHO EXPERIMENTAL:

Utilizando 32 formulações de organogel de conceção fatorial, foram preparadas as formulações apresentadas nos quadros 3, 4, 5, 6, 7, 8 e 9.

2.5. PARÂMETROS DE AVALIAÇÃO (Nandini et al., 2009)

2.5.1 *Exame físico*

No exame físico, a cor, a homogeneidade, a consistência e a capacidade de espalhamento da formulação de organogel preparada foram inspeccionadas visualmente.

2.5.2 *Estudos reológicos:*

Para a determinação da viscosidade, utilizou-se o viscosímetro Brookfield modelo DV II equipado com um fuso de barra em T (n.º 94). O organogel foi colocado num copo de tamanho adequado e o fuso foi baixado perpendicularmente, tendo o cuidado de não tocar no fundo do copo. A medição foi efectuada à temperatura ambiente.

2.5.3 *Extrudabilidade*

A extrudabilidade foi determinada em termos do peso em gramas necessário para extrudir uma fita de gel de 0,5 cm em 10 segundos a partir de um tubo dobrável [3].

2.5.4 *Teste de irritação cutânea*:

O gel contendo o medicamento foi aplicado na pele. O gel e o algodão foram fixados firmemente com a ajuda de fitas adesivas[3]. Em seguida, foram efectuadas observações para detetar qualquer sinal de eritema e classificadas: +++ = eritema grave ++ = eritema moderado += eritema ligeiro-= Sem irritação.

2.5.5 *Análise do teor de fármaco*: Uma quantidade especificada (100 mg) de gel foi agitada com 10 ml de etanol: IPBS (pH 7,4) numa proporção de 30:70. As soluções foram filtradas com papel de filtro What Man. O filtrado foi adequadamente diluído e a absorvância foi lida espectrofotometricamente a 356nm [4].

2.5.6 *Estudos de permeação in vitro*:

O estudo de libertação do fármaco *in vitro* foi efectuado utilizando a célula de difusão de Franz (Nandini et al., 2009). A câmara recetora foi enchida com 22 ml de etanol: solução de IPBS (pH 7,4) 30:70. Adicionou-se etanol para manter a condição de afundamento e a temperatura foi mantida a 37 °C através da circulação de água na camisa circundante. Colocou-se 0,1 g de gel e espalhou-se uniformemente na membrana HIMEDIA, fixada entre o compartimento dador e o compartimento recetor, como se mostra na fig. 2.1. As bolhas de ar, caso existam, foram cuidadosamente removidas e o meio foi agitado por uma barra magnética externa revestida a teflon. Foram retirados 2 ml de meio a intervalos regulares de tempo até 8 horas e imediatamente substituídos por meio fresco. As amostras foram analisadas por espetrofotómetro UV a 356 nm contra o respetivo branco. A quantidade de fármaco libertado foi determinada

2.6. INTERPRETAÇÃO DOS DADOS

2.6.1 *Fluxo.* O fluxo médio dos estudos de libertação *Invitro* foi calculado utilizando o software de dissolução PCP.

2.6.2 *Metodologia de superfície de resposta.* Tempo necessário para a libertação do fármaco: O efeito do monoestearato de sorbitano, da fase não aquosa e do intensificador de penetração no tempo necessário para 10% (t 10%) na difusão do fármaco.

2.7. RESULTADOS E DISCUSSÃO

2.7.1 *Exame físico*

As formulações de Organogel preparadas eram preparações cremosas viscosas brancas com um aspeto suave e homogéneo. Eram facilmente espalháveis, com bioadesão aceitável e propriedades mecânicas razoáveis.

2.7.2 *Estudos reológicos.* A viscosidade é um parâmetro importante para caraterizar os géis, uma vez que afecta a espalhabilidade, a extrudibilidade e a libertação do fármaco (Saleem.et al; 2006). OS1 e IS1 apresentam a viscosidade mais baixa e OS9 e IS8 apresentam a viscosidade mais elevada. A concentração de sorbitanmonostearato é baixa em OS1 e IS1 em comparação com OS9 e IS8. Assim, pode concluir-se que o monoestearato de sorbitano actua como gelificante para a formulação e que a viscosidade aumenta com o aumento da concentração de monoestearato de sorbitano (Tabela 1 e 2).

2.7.3 *Extrudabilidade.* A extrudabilidade foi determinada como o peso necessário para extrudir 0,5 cm de gel em 10 segundos. Verificou-se que o organogel com menor concentração de monoestearato de sorbitano apresenta uma extrudabilidade mais fácil, ou seja, OS1- OS3 e IS1-IS3 continham 20%w/w e 30%w/w de monoestearato de sorbitano em comparação com outras formulações (Tabela 1 e 2).

2.7.4 *Irritação cutânea Tet..:* As formulações de organogel preparadas não apresentam qualquer eritema ou irritação (quadros 1 e 2).

2.7.5 *Estudos de libertação do fármaco in vitro.* Foi utilizado um desenho fatorial para avaliar o efeito da variação da concentração de monoestearato de sorbitano e de potenciador de penetração com diferentes fases não aquosas. Para estes dois factores, foram utilizados três níveis diferentes. Os dois factores escolhidos foram (i) monoestearato de sorbitano e (ii) óleo de eucalipto. O monoestearato de sorbitano foi utilizado numa concentração de 20%, 30% e 45% p/p, juntamente com óleo de eucalipto a 1%, 3% e 5% p/p, utilizando azeite como fase não aquosa. Do mesmo modo, o monoestearato de sorbitano a 30%, 35%, 45% p/p, juntamente com óleo de eucalipto a 1%, 2%, 3% e miristato de isopropilo como fase não aquosa. Os resultados são apresentados nas figuras 2 e 3.

2.7.6 *Interpretação dos dados.*

2.7.6.1. *Fluxo.*

Verificou-se que OS3 (-1,+1) apresenta a libertação mais rápida, do mesmo modo que IS3 (-1,+1) apresenta a libertação mais rápida. A razão mais provável que pode ser atribuída a esta resposta é a concentração mais elevada de óleo de eucalipto, que estava presente numa proporção de 5 % p/p. O resultado do fluxo é apresentado nas figuras 4 e 5.

2.7.6. *2. Metodologia de superfície de resposta.*

Os resultados foram interpretados com base no tempo necessário para a libertação de 10 % do fármaco, t10 %, que são representados graficamente no gráfico de superfície 3D e tabulados na tabela 9. Ao comparar t10 % de libertação do fármaco a partir de duas formulações diferentes de organogel contendo fase não aquosa, o gráfico de superfície 3D mostra que as formulações contendo miristato de isopropilo como fase não aquosa demoraram menos tempo a libertar 10% do fármaco do que a formulação com azeite, como mostram as figuras 6 e 7.

2.8. CONCLUSÃO

A partir do estudo, pode concluir-se que a formação e as propriedades do organogel são significativamente alteradas pela concentração de gelificante e aditivos. A taxa de difusão do fármaco pode ser aumentada através de um veículo adequado e de um potenciador de penetração. A baixa concentração de monoesterato de sorbitão e a alta concentração de óleo de eucalipto, a percentagem de libertação do fármaco e o fluxo foram mais elevados, enquanto a alta concentração de monoesterato de sorbitão e a baixa concentração de óleo de eucalipto mostraram a menor libertação do fármaco e o menor fluxo. Comparando duas formulações diferentes que contêm uma base não aquosa diferente, ou seja, miristato de isopropilo e azeite, com um potenciador de penetração comum, ou seja, óleo de eucalipto, a formulação que contém miristato de isopropilo apresentou uma libertação mais rápida do fármaco e um fluxo mais rápido do que a formulação com óleo de azeite. O fluxo máximo alcançado foi de 1,70 (mcg/cm2/h) com a formulação de miristato de isopropilo, enquanto que com a formulação de azeite foi alcançado um fluxo de 1,15 (mcg/cm2/h). Por conseguinte, o óleo de eucalipto actua como potenciador para ambos os tipos de organogel, mas observa-se um melhor aumento com o miristato de isopropilo, sugerindo assim uma ação de aumento sinérgica.

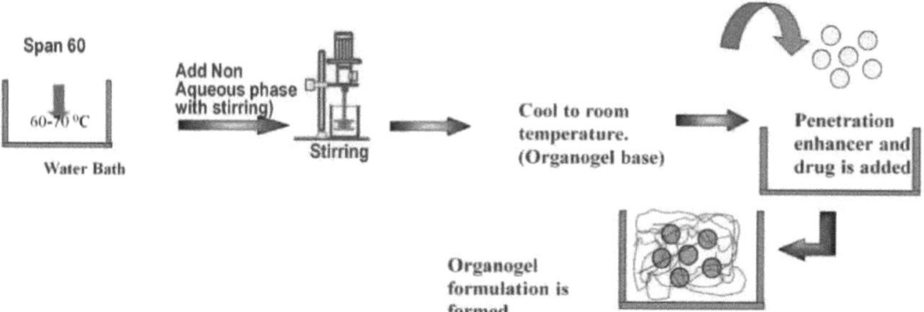

Figura 1: Método de preparação do organogel de HCl de oxitetraciclina

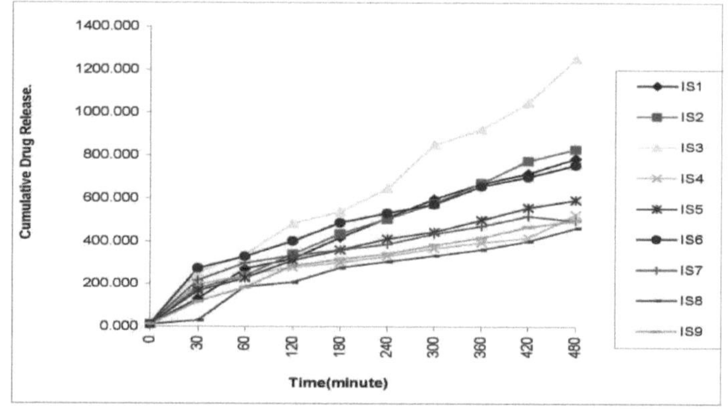

Figura.2: Efeito do monoestearato de sorbitano e da concentração de óleo de eucalipto na libertação do fármaco do organogel contendo miristato de isopropilo como fase não aquosa.

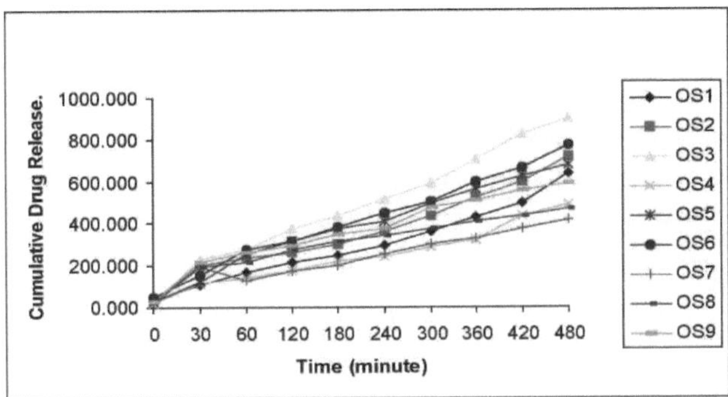

Figura 3: Efeito do monoestearato de sorbitano e da concentração de óleo de eucalipto na libertação do fármaco do organogel que contém azeite como fase não aquosa

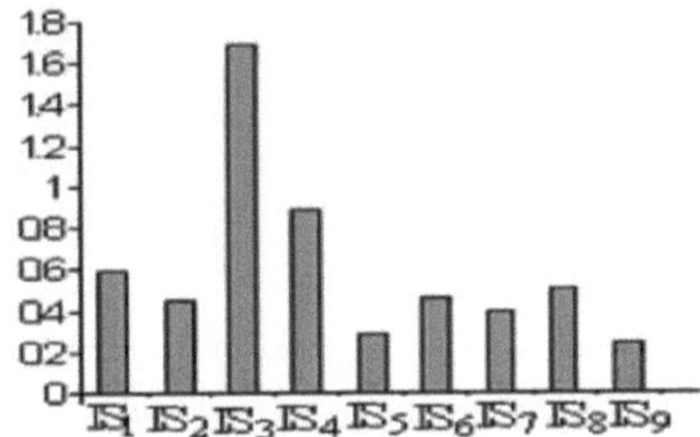

Figura.4 Fluxo para a formulação de organogel (IS1-IS9) utilizando monoestearato de sorbitano, óleo de eucalipto e miristato de isopropilo.

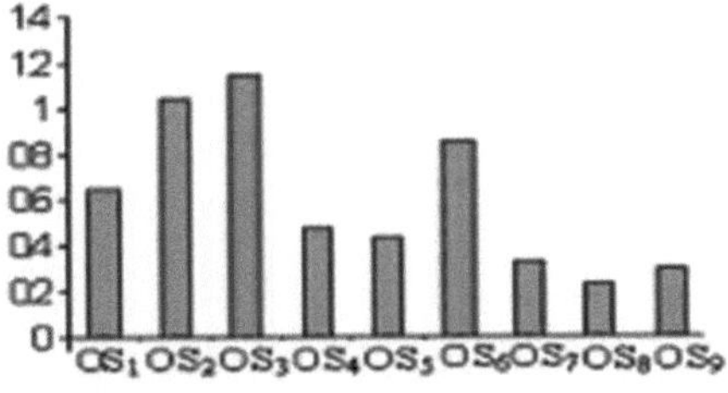

Figura.5 Fluxo para a formulação de organogel (OS1-OS9) utilizando monoestearato de sorbitano, óleo de eucalipto e azeite.

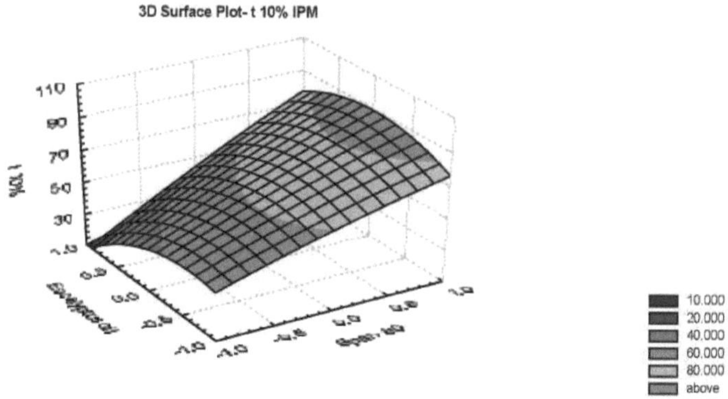

Figura 6.Gráfico de superfície para t10% de organogel contendo monoestearato de sorbitano, miristato de isopropilo e óleo de eucalipto.

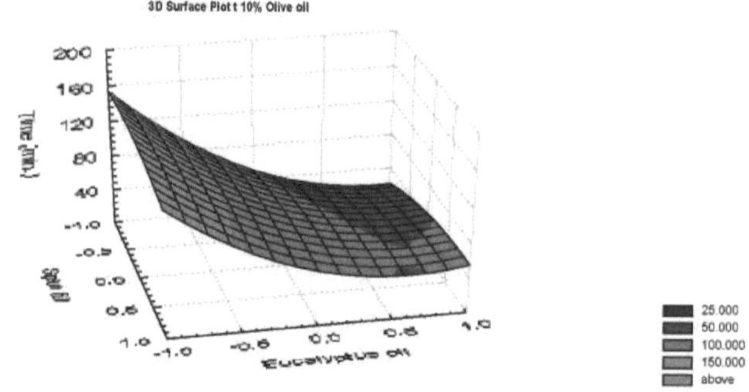

Figura 7 Gráfico de superfície para t10% de organogel contendo monoestearato de sorbitano, azeite e óleo de eucalipto.

Tabela 1: Avaliação da formulação de organogel com miristato de isopropilo, monoestearato de sorbitano e óleo de eucalipto utilizando 3^2 design fatorial

Parâmetros	IS1	IS2	IS3	IS4	IS5	IS6	IS7	IS8	IS9
Viscosidade (Centi poise)	990	2400	6560	14600	8400	2500	14800	21360	15440
Extrudabilidade	+++	+++	+++	++	++	++	+	+	+

Homogeneidade	+++	+++	+++	+++	+++	+++	+++	+++	+++
Pele Irritação*	-	-	-	-	-	-	-	-	-

Chave (homogeneidade e extrudabilidade)
+++ Excelente
++ Muito bom
+ Bom
Chave* (irritação cutânea)
+++ Eritema grave
++ eritema moderado+
+ Eritema ligeiro
- Sem Irritação

Quadro 2: Avaliação da formulação de organogel com azeite, monoestearato de sorbitano e óleo de eucalipto, utilizando 3^2 design fatorial

Parâmetros	OS1	OS2	OS3	O S4	OS5	OS6	OS7	OS8	OS9
Viscosidade (Centi	608	890	11000	1880 0	17720	19000	20200	22800	31086
Extruda bilidade	+++	+++	+++	++	++	++	+	+	+
Conteúdo do medicamento (%)	96.1 0± 0.00 9	95.2± 0.008	99.89± 0.009	96.8 0± 0.01	97.19 ± 0.004	98.43 ± 0.004	97.82 ± 0.009	95.40± 0.004	98.20± 0.004
Homoge neidade	+++	+++	+++	+++	+++	+++	+++	+++	+++
Irritação cutânea*	-	-	-	-	-	-	-	-	-

Chave (homogeneidade e extrudabilidade)
+++ Excelente

++ Muito bom
eryhtema+
+ Bom
Eritema
Chave* (irritação cutânea)
+++ Eritema grave++ Moderado
   + Ligeira - Sem irritação

Tabela 3: Otimização da Formulação de Organogel com Isopropil Miristato, monoestearato de sorbitano e óleo de eucalipto, utilizando 3^2 Design fatorial

Formulações	X1	X_2
IS1	-1	-1
IS2	-1	0
IS3	-1	+1
IS4	0	-1
IS5	0	0
IS6	0	+1
IS7	+1	-1
IS8	+1	0
IS9	+1	+1

Tabela 4. Factores e níveis para a conceção fatorial $3^{\,2}$

Variáveis	Nível codificado		
	-1	0	+1
X1 (Span 60)	35%	40%	45%
X2 (Óleo de eucalipto)	1%	3%	5%

Tabela 5. Composição quantitativa das formulações de organogel (% wt/wt)

Formulações	Fármaco (%w/w)	Sorbitanmono Estearato(%w/w)	Óleo de eucalipto (%w/w)	Miristato de isopropilo (%w/w)
IS1	3	30	1	66
IS2	3	30	3	64
IS3	3	30	5	62
IS4	3	35	1	61
IS5	3	35	3	59
IS6	3	35	5	57
IS7	3	45	1	51
IS8	3	45	3	49
IS9	3	45	5	47

Tabela 6: Otimização da formulação do organogel com azeite, monoestearato de sorbitano e óleo de eucalipto, utilizando 3^2 design fatorial

Formulação	X_1	X_2
OS1	-1	-1
OS2	-1	0
OS3	-1	+1
OS4	0	-1
OS5	0	0
OS6	0	+1
OS7	+1	-1
OS8	+1	0
OS9	+1	+1

Tabela 7 Factores e níveis para a conceção fatorial 3^2

Variáveis	Nível codificado		
	-1	0	+1
X1 (Span 60)	20%	30%	40%
X_2 (óleo de eucalipto)	1%	3%	5%

Quadro 8 Composição da formulação de organogel utilizando 3^2 design fatorial

Formulações	Fármaco (%w/w)	Sorbitano mono Estearato(%w/w)	Óleo de eucalipto (%w/w)	Azeite (%w/w
OS1	3	20	1	76
OS2	3	20	3	74
OS3	3	20	5	72
OS4	3	30	1	66
OS5	3	30	3	64
OS6	3	30	5	62
OS7	3	40	1	56
OS8	3	40	3	54
OS9	3	40	5	52

Tabela 9: Respostas comparativas de difusão de lotes factoriais de formulação de organogel utilizando miristato de isopropilo (IS1 a IS9) e azeite (OS 1 a OS 9) como fase não aquosa

Formulação	t10% (minutos)	Formulação	t10% (minutos)
IS1	34.4	OS1	144.9
IS2	32.4	OS2	51.7
IS3	16.6	OS3	28.9
IS4	80.1	OS4	185.5
IS5	55.5	OS5	46.3
IS6	32.8	OS6	40.1
IS7	61.6	OS7	126.4
IS8	102.6	OS8	81.2
IS9	77.8	OS9	54.4

REFERÊNCIAS

. Sahoo.S.K, Samal.A.R, Mallick.A.A, Patra.S, Senapati.P.C e Barik.B.B.(2006) "Estimation and evaluation of secni" The. Ind. Pharmacist,Vol. 5 No.46. 4pp. 73-76.

. Derle.D.V, Sagar.B.S.H,Kotwal. R.S, Ingole.R.D. and Chauhan.S.S.(2006) 'A comparative invitro evaluation of transdermal permeation of valdecoxib and its complex with HP-ß-cyclodextrin from microemulsion ba' Indian drugs Vol.43 No.48. 5pp.625-629.

. Panigrahi L, Ghosal S.K, Pattnaik S, Maharana L. e Barik B.B.(2006) 'Effect of permeation enhancers on the release and permeation kinetics of lincomycin hy' Indian J. Pharm.Sci Vol.68 No.2.7pp.205-211.

. Yuan Y, Li S, Mo F. 'Investigation of microemulsion system for transdermal delivery of meloxicam'Int. J. Pharm Vol.321. 7pp. 117123.

. Shin S, Kim H, Oh I, Cho C. e Yang K. (2005) "Development of tretinoin gels for enhanced transdermal deliver" Eur. J. Pharm. Biopharm Vol.60. 5pp.67-71.

. Nasseri A.A, Aboofazeli R, Zia H. e Needham T.E. (2003) "Lecithin-stabilized microemulsion: An organogel for Topical Application of Ketorolac Tromethamine I: Estudo do comportamento de fase" Iranian .J.Pharm. Research. 5pp. 59-63.

. Saleem M.A, Sanaullah S. e Faizan S. (2006) 'Formulation and Evaluation of Gatifloxacin Topical Gel' The Indian Pharmacist Vol.5 No.49.4pp.88-92.

. Shelke V.B, Thopte K, Wawde G.M, Pisal S.S. e Kadam S.S. (2005) 'Nasal Delivery of Propranolol hydrochloride from sorbitan monostearate organogel : preformulation stud' Indian J.Pharm.Sci Vol.67 No.2.6pp.200-205.

. Gupta G.D. e Gaud R.S. (2005)' Realease rate of tenoxicam from acrypol gels'The Indian Pharmacist Vol.4 No.35.8pp.69-76.

D'Sauza R, Mutalik S, Venkatesh M, Vidyasagar S. e Nayanabhirama. (2005) "Insulin Gel as an alternate to parental Insulin: Formulation, Preclinical and Clinical Studies "AAPS Pharm.Sci.Tech Vol.6 No.2.6pp.184-189.

.Kang L, Liu X.Y, Sawant P.D, Ho P.C, Chan Y.W. e Chan S.Y.(2005) 'SMGA gels for the skin permeation of haloprido' J. Cantrol. Rel 11pp.88-98.

Kikwai L, Jayachandra Babu R, Prado R, Kolot A, Armstrong C.A. e Ansel J 'Avaliação Invitro e Invivo da Formulação Tópica de Spantide' AAPS Pharm.Sci.Tech Vol.6 No.4.8pp.565-572.

Nappinai M, Pakalapati S. e Arimilli R. (2005) 'Rofecoxib gelPreparation and evaluation ' Indian Drugs Vol.43 No.6.3pp.513-515.

. Mohamed M.I.(2004) 'Otimização da Formulação de Emulgel de Clorofenesina' AAPS Pharm. Sci.Tech Vol.6 No.3 pp.

Wanjari V, Kondawar A.A, Nakhat P.D.e Yeole P.G.(2004) 'Invitro and Invivo studies on sorbitan mono stearate gel of Diclofenac diethylammonium' Indian Drugs Vol.42 No.12.3 pp.110112.

. Kavitha K, Siaramakrishnan M, Nalini C.N. e Nappinnai M.(2003) 'Formulation and Evaluation of Topical drug delivery system of fluconazol' Indian Drugs Vol.40 No.12.4pp.720-723.

Namdeo A. e Jain N.K.(2002) 'Liquid crystalline pharmacogel based enhanced transdermal delivery of propanolol hydrochloride ' J.Cantrol.Rel Vol.82.4pp.223-236.

. Gondaliya D.P. and Pundarikakshudu K. (2002) 'Studies on preparation , characterization and transdermal permeation of nimesulide from aqueous and emulgel'Indian Drugs Vol.39 No.9.9pp.465-473.

Kumar M.T, Bharathi D, Balasubramaniam J, Kant S. e Pandit J.K. (2005) 'pH - Induced In Situ Gelling System of Indomethacin for sustained Occular Delivery' Indian J.Pharm.Sci Vol.67 No.3.7pp.327- 333.

Verma P.R.P, Sharan N. and Jha L.L. (2001) 'Release profile of flurbiprofen from ointment Bases through cellulose acetate film' Eastern Pharmacist Vol. XLIV No.528.3pp.107-109.

. EL-Kattan A.F, Asbill C.S. and Michniak B.B.(2000) 'The effect of terpene enhancer lipophilicity on the percutaneous permeation of hydrocortisone formulated in HPMC gel systems' Int.J.Pharm Vol.198.11pp.179-189.

Santoyo S, Arellano A, Ygartua P. e Martin C.(1994) 'Penetration enhancer effects on the invitro percutaneous absorption of piroxicam through rat skin'Int.

J.Pharm Vol.117.6pp.219-224.

.Willimann H, Walde P, Luisi P.L, Gazzaniga A. e stroppolo F.(1992) 'Lecithin Organogel as Matrix for Transdermal transport of drugs' J. Pharm.Sci Vol.81 No.9.4pp.871-874.

Osborne D.W.e Amann A.H (1990), 'Topical Drug Delivery formulation Marcel Dekker, Inc; pp1-2.

Allen L.V, Popovich N.G.e Ansel H.C(1999) "Pharmaceutical Dosage Form and Drug Delivery system". B.I. Publication Pvt.Ltd; Pp 306.

Rowe R.C, Sheskey P.J. e Owen S.C (2006) 'Handbook of Pharmaceutical Excipients Pharmaceutical' Press Pp 129,375,500,713.

Banker G.S. e Rhodes C.T(1996) "Modern Pharmaceutics Marcel Dekker" Inc pp 663.

Welling.P.G. e F.L.S.Tse (1996) "Pharmacokinetics Marcel Dekker,Inc pp

. Scartazzini R e Luisi P.L. (1988) "Oranogels from lecithins" J. Phys Chem. Vol. 92 5pp. 829 - 833.

Schurtenberger P, Scartazzini R, Magid L.J, Lesser M.E. e Luisi P.L. (1990) 'Structural and dynamic properties of polymer - like reverse micelles' J. Phys Chem. Vol. 94 6pp. 3695 - 3701.

.Capitani D, Segre A.l. Dreber F, Walde P. e luisi P.L. (1996) 'Multi nuclear NMR investigation of phosphatidyl Choline organogels' J Phys Chem. Vol. -100 7pp. 15211 - 15217.3

Shumilina E.V, Khromora Y e Schchipunov Y.A (2000) 'A study of the structure of lecithin organic gels by fourier - transform IR spectroscopy' Zhurnal Fizicheskoi khimii Vol. 74 10pp. 1210 - 1219.

. Shchipunov Y.A. (2001) 'Leeithin Organogel "a micellar system with unique properties' Colloids surf A Physicochemical and Engineering Aspect pp. 183-1785 : 541 - 554.

. Willimann H e Luisis P.L. (1991) 'Leeithin Organogel as matrix for transdermal transport of drugs' biochem biophy Res. Commum. Vol. 177 4pp. 871 - 874.

Bhalnagar S e Vyas S.P. (1994) 'Organogel - based systems for transdermal delivery of propranolol' J. Microencapsul Vol. - 2 8pp. 431 - 438.

Dreher F, Walde P, Walther P e wehrti e, (1997) ' Interação de um gel de microemulsão de lecitina com o estrato córneo humano e o seu efeito no transporte transdérmico' J. contro rel. Vol. 45, 5pp. 13 - 140.

Dreher F, walde P, Luisi P.L. e Elsner P. (1996) "Human skin irritation studies of a lecithin microemulsion gel and of liposomes skin phamawl Vol. 9, 6pp. 124 - 129.

Pisal S, Shelke V, Mahasdik K. e Kadam S (2004) 'efeito do componente organogel Hysrochloride' AAPS Pharm Sci. Tech. Vol. 5 No. 4, 9pp 1 - 9.

Verma P.R.P. e S.I. Iyer (2000) ' Controlled Tyransdermal Delivery of Propranolol using HPMC Matrices : Design and Invivo and in-vitro evaluation" J. Pharm Pharmacol Vol. 52, 6pp 151 - 156.

Drug Bank http://www.google.com/search : Red poll. pharmacy ualberta.ca/drugbank/cgi-bin/get card.cgi txt+ melting+point+ of +oxytetracycline HCl.

. William A.C. e Barry B.W. (2004) "Penetratien Enhancers Advanced drug delivery Reviews Vol. 56, 6pp. 603 - 618.

Panchagnula R, Salve P.S. Thomas N.S. Jain A.k. e Ramarao P. (2001) 'Transdermal delivery of naloxone : effect their binary combinations on permeation through rat skin' Int. J. Pharm. Vol. 219 10pp 95 - 105.

. Godwin D.A. and Maichniak B.B. (1999) 'Influence of drug lipophilicity on terpences as Transdermal Penetration Enhancers' drug Development and industrial Pharmacy Vol. 25 No. 8 10pp. 905 - 915.

. Murdan S, Gregoriadis G. e Florence A.T. (1999) 'Novel Sorbitan monostearate organogels' J. Pharm Sci. Vol. 88, 7pp. 608 - 614

Choi H.G. (2001) 'Effect of sodium Chloride on gelatin temperature, gel strength and bioadhesive force of poloxamer gels containing diclofenace sodium' Int.J.Pharm. Vol. 226, 10pp 195 - 105.

Murdan S, Gregoriadis G. e Florence A.T. (1996) ' Non Ionic surfactant Organogel incorporating niosomes' STP. Pharma. Sci. Vol. 6, 5pp. 44-48.

Florey K.(2005) Analytical profile of drug substances,academic press,pp1386.

Evan W.C.(2002) Pharmacognosy Pp.177,186,30,69.

D. Nandini, N. S. Chauhan, A. Chandra , K. Pathak, "Effect of permeation enhancers on the release and permeation kinetics of oxytetracycline hydrochloride organogel formulations," Journal of Young Pharmacists, vol. 1, no. 4, pp. 285-289, 2009.

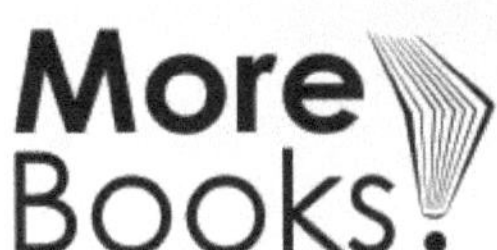

More
Books!

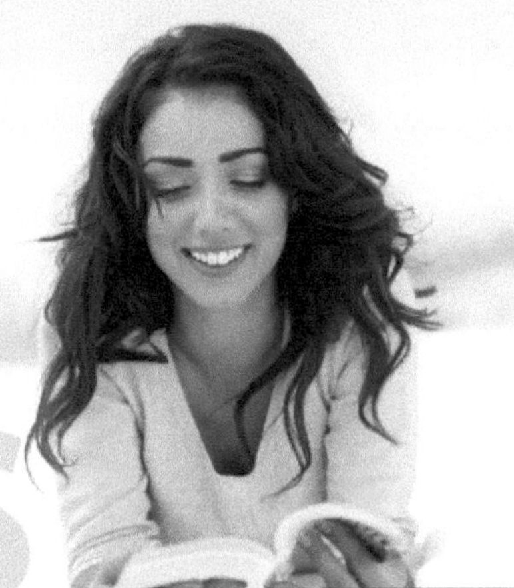

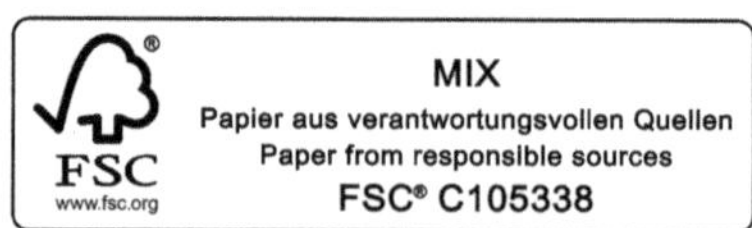

Printed by Books on Demand GmbH, Norderstedt / Germany